Dᴿ V. TRIZLINTZEFF

CONTRIBUTION A L'ÉTUDE

DE

LA COQUELUCHE ANORMALE

DU NOURRISSON

MONTPELLIER

IMPRIMERIE CENTRALE DU MIDI

(Hamelin Frères)

—

1902

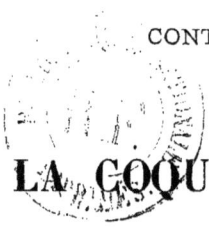

CONTRIBUTION A L'ÉTUDE

DE

LA COQUELUCHE ANORMALE

DU NOURRISSON

CONTRIBUTION A L'ÉTUDE

DE

LA COQUELUCHE ANORMALE

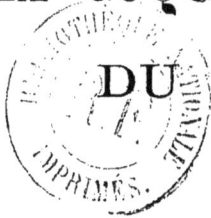

DU NOURRISSON

PAR

V. TRIZLINTZEFF

DOCTEUR EN MÉDECINE

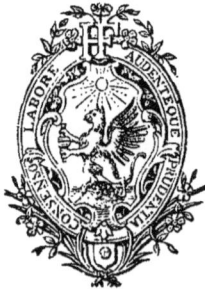

MONTPELLIER
IMPRIMERIE CENTRALE DU MIDI
(HAMELIN FRÈRES)
—
1902

A LA MÉMOIRE DE MA MÈRE

Regrets éternels.

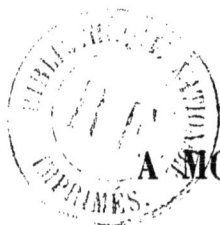

A MON PÈRE

Témoignage de profonde affection
et de reconnaissance.

A MON FRÈRE ET A MA BELLE-SŒUR

A MA SŒUR ET A MON BEAU-FRÈRE

V. TRIZLINTZEFF.

AVANT-PROPOS

————

Tout dernièrement, nous avons observé dans le service de
M. le professeur Baumel (à la crèche), un cas de coqueluche
chez un nourrisson d'à peu près deux mois. Peu habitué à
voir la coqueluche à cet âge tendre de la vie, et surpris de la
forme particulière qu'avait revêtue la maladie, nous avons
fait part de nos réflexions au maître. Avec la bienveillance
qui le caractérise et qu'il n'a jamais cessé de témoigner aux
étrangers, il a bien voulu nous donner quelques explications
à ce sujet et nous éclairer sur les points qui nous paraissaient
difficiles à comprendre. Encouragé par lui, nous avons choisi
ce cas fort intéressant pour sujet de notre thèse inaugurale.
Malgré toute la bonne volonté que nous eûmes, notre travail
est des plus modestes, présente beaucoup de lacunes et se
réclame humblement de la bienveillance de ses juges.

On nous excusera, si nous ne nous étendons pas, comme
il est d'usage, en longues tirades d'éloges envers nos maîtres.
Nous les remercions sincèrement de nous avoir initié dans
l'art médical. Qu'ils soient assurés que leurs noms seront à
jamais gravés dans notre cœur.

Dans le service de M. le professeur Baumel, nous nous
sommes familiarisé à connaître la plupart des maladies
des enfants. C'est là que nous avons pu voir les grandes

difficultés que présente la thérapeutique enfantile; mais c'est là aussi que nous avons pu apprendre, grâce à l'enseignement clair et précis du maître, les moyens d'aplanir ces difficultés. Les soins dont il entoure ses petits malades, la sollicitude quasi paternelle qu'il leur porte, sont de beaux exemples que nous tâcherons d'imiter dans l'avenir.

Nous prions notre maître, M. le professeur Baumel, d'agréer l'expression de notre profonde gratitude et le témoignage de notre vive reconnaissance pour l'honneur qu'il nous fait d'avoir bien voulu accepter la présidence de notre thèse.

Nous le remercions, encore une fois, de nous avoir initié à ces soins touchants qu'il faut prodiguer à l'enfance la plus tendre.

CONTRIBUTION A L'ÉTUDE

DE

LA COQUELUCHE ANORMALE

DU NOURRISSON

INTRODUCTION. — HISTORIQUE

On peut dire, sans rien exagérer, que tout a été dit jusqu'à
présent à propos de la coqueluche, et nous pouvons paraître
bien prétentieux, en abordant l'étude d'un sujet connu depuis
si longtemps. On sait aujourd'hui, grâce aux travaux de nombreux auteurs tant Français qu'étrangers, que la coqueluche
est une maladie infectieuse et contagieuse, frappant plus spé-
cialement les enfants de trois à sept ans (sans être exception-
nelle chez l'adulte et le vieillard, puisqu'on a cité des cas chez
des vieillards de quatre-vingts ans), maladie formée d'un double élément : l'un inflammatoire — le catarrhe des bronches ;
l'autre nerveux — la quinte de toux qu'on ne retrouve avec sa
netteté dans aucune autre maladie, quinte qui a quelque chose
de pathognomonique. On peut ajouter à ces deux éléments un
troisième — infectieux : ce dernier, malgré les nombreuses
recherches des microbiologistes, malgré les assurances d'Afa-

nassieff, qui croit avoir trouvé le microbe spécifique (*bacillus tussis convulsivæ*), ne nous est pas encore suffisamment connu.

La quinte, dans les cas de coqueluche normale, constitue toute la maladie. Mais cette quinte, que nous aurons l'occasion, plus tard, de définir, est loin de se montrer toujours sous sa forme ordinaire, classique, que tous les auteurs, que Trousseau, en particulier, nous a décrite d'une manière saisissante. La quinte peut être tellement modifié dans sa forme, que quelquefois on se trouve dans l'embarras, et on n'ose pas prononcer le mot de coqueluche. Chez certains malades, Roger a vu des accès d'éternuements au lieu et à la place des quintes classiques. Dieulafoy dit avoir vu deux exemples pareils chez des enfants issus de parents asthmatiques. La quinte, dit Trousseau, se termine quelquefois par des éternuements. La quinte peut également se réduire à une sorte de hoquet avec spasme de la glotte et sifflement laryngo-trachéal, survenant par accès, rappelant absolument le sifflement inspiratoire spasmodique qui se produit à la reprise de la quinte. Dieulafoy a vue une dame d'un certain âge (dont la petite fille était atteinte de coqueluche) et qui fut prise précisément de cette forme anormale de coqueluche, avec spasme glottique et sifflements inspiratoires, spasmes qui duraient quelques secondes, revenant coup sur coup sous forme de l'accès, plusieurs fois le jour et la nuit. Dans cette forme, la quinte de coqueluche était réduite au spasme de la glotte et tout le reste faisait absolument défaut.

La coqueluche peut revêtir ces formes anormales à tous les âges ; mais c'est surtout à l'âge le plus tendre de la vie, c'est chez le nourrisson que la coqueluche prend cette forme particulière et qui la rend méconnaissable, non seulement aux yeux des mères, qui ont des notions — vagues, il est vrai, de la maladie — et qui restent étonnées quand elles entendent parler de coqueluche au sujet de leurs enfants, mais qui la rend méconnaissable, quelquefois, aux yeux même du médecin. On voit d'ici les erreurs de diagnostic qui peuvent être commises. Etant donné l'absence de l'inspiration sifflante, le médecin ne reconnaît pas toujours la coqueluche chez le nourrisson, dont il fait, quelquefois, une toux de dentition sans raison sérieuse toutefois, car la toux de dentition ne se distingue en rien d'une simple bronchite. La quinte ne présentant pas la reprise caractéristique ; les secousses de toux se succédant rapidement, sans intervalle, amenant la teinte cyanotique de la face ; la toux, malgré son intensité, évoluant sans fièvre le plus souvent, le médecin prendrait ces cas plus facilement pour des états convulsifs, que pour des coqueluches anormales.

La connaissance de la pédiatrie et de l'organisme du nouveau-né peut seulement nous aider à diagnostiquer ces cas anormaux, et le praticien sera toujours embarrassé, « s'il ne sait pas suppléer, comme le dit fort judicieusement M. le professeur Baumel, par des observations personnelles et des réflexions propres, à l'insuffisance évidente de la plupart des ouvrages sur la question. » Il y a eu des cas, d'après Le Gendre, où la coexistence d'une épidémie de coqueluche seulement a permis de diagnostiquer la coqueluche chez un nourrisson.

Voici, en deux mots, et avant d'aller plus loin, en quoi consiste cette forme anormale qui fait le sujet de notre thèse. On sait que dans la quinte ordinaire de coqueluche, il y a contriction de la glotte ; il y a même, si l'on veut, spasme de la glotte jusqu'à un certain point, puisque c'est à travers une glotte entr'ouverte que passe l'air pendant l'inspiration, et produit le bruit en *chant de coq* qui est si caractéristique et qu'il suffit d'avoir entendu une fois, pour toujours le reconnaître. L'occlusion de la glotte peut même être complète pen-

dant une partie des saccades expiratoires; mais, dans tous ces
cas, la respiration est encore possible, puisque nous voyons
bientôt avoir lieu la respiration sonore, dont il était question
plus haut. Les choses se passent un peu différemment dans
les cas anormaux. Ici, la glotte se ferme *hermétiquement*
dès le début ; l'entrée et la sortie de l'air dans les poumons
sont rendues impossibles ; il y a, par conséquent, *arrêt complet* de la respiration ; mais, en même temps, les mouvements du thorax se suspendent eux aussi ; il y a immobilité
absolue du thorax par suite de la contraction tonique des
muscles expirateurs. Pendant quelque temps, le petit malade
est suffoqué et est sous le coup de l'asphyxie ; sa physionomie
trahit une vive angoisse; après un temps variable (dix à vingt
ou trente secondes) pendant lequel il y a cessation complète
de la respiration, comme nous l'avons dit, l'enfant reprend
tranquillement haleine.

Ce phénomène, que les auteurs désignent sous le nom de
spasme de la glotte, et qu'on s'accorde à reconnaître comme
une véritable *convulsion interne*, survient au cours de la
coqueluche chez les enfants jeunes, à titre de complication. Ici,
la coqueluche évolue normalement avec ses quintes habituel-
les que tout le monde connaît; seulement, de temps à autre
et sous l'influence des causes multiples, survient un spasme de
la glotte, capable d'entraîner, à la suite, des conséquences
aussi graves que fâcheuses, telles que : convulsions, qui sont
assez fréquentes, syncope plus rare, et enfin la mort elle-
même peut en résulter. Les spasmes de la glotte, au cours de la
coqueluche, peuvent se montrer dans deux conditions bien
distinctes: au cours d'une quinte ou en dehors de toute quinte ;
le premier cas est de beaucoup le plus fréquent, le second est
plus rare.

Chez les nourrissons, plus de quintes ! Le spasme glottique tient la place et le lieu de la quinte classique : il se produit

ainsi, plusieurs fois dans les vingt-quatre heures, des accès de spasme glottique avec le tableau que nous lui connaissons.

Les différents noms qui ont été successivement donnés au spasme de la glotte, tels que : *asthme thymique, angine thymique, asthme de Koop, convulsion partielle, asthme infantile, croup cérébral, apnœa infantum, croup nerveux*, etc., etc., montrent combien les opinions ont varié sur sa nature. Entrevue en Angleterre au commencement du siècle dernier, cette affection fut décrite en 1829 par Koop (de Copenhague), sous le nom d'*asthme tymique*. Les Allemands, naturellement enthousiastes, acceptèrent la manière de voir de Koop et ne parlèrent, pendant quelque temps, que d'asthmes soi-disant thymiques. A la même époque, les médecins anglais, guidés plutôt par leur bon sens clinique que par les recherches anatomiques, persistaient à croire à la nature purement nerveuse de l'affection, mais plusieurs d'entre eux eurent le tort de confondre sous le nom de *laryngismus stridulus* le faux croup avec le spasme de la glotte.

En France, Valleix et Trousseau soutinrent l'opinion, que le spasme de la glotte n'est qu'une convulsion partielle. En 1847, Hérard démontra que les diverses lésions regardées comme la cause de l'accès, telles que l'hypertrophie du thymus et des ganglons bronchiques, étaient purement fortuites. En analysant avec grands soins la physiologie pathologique de la convulsion interne, il reconnut qu'elle peut non seulement envahir le larynx, mais aussi le diaphragme. Rejetant les différentes expressions employées par ses prédécesseurs, il lui donne le nom de *spasme de la glotte*. Le nom de *phréno-glotisme* proposé par Bouchut exprime mieux peut-être que celui de spasme glottique le double siège.

Après ces courtes notes d'historique sur le spasme de la glotte, nous passons à notre sujet.

Le spasme de la glotte survenant au cours d'une coqueluche

est signalé pour la première fois par William Hugues. Son observation, reproduite dans le « Journal des connaissances méd. chirurgicales », concerne un enfant de huit à neuf mois, atteint de coqueluche, et qui éprouvait souvent des accès subits de suffocation, qui ne duraient que quelques minutes. H. Roger émet des doutes et conteste l'authenticité de cette observation, et se demande s'il s'agissait bien réellement de coqueluche.

En 1872, paraît la thèse de Du Castel. Frappé des nombreux cas de mort subite dans la période quinteuse de la coqueluche ; frappé aussi de l'identité des phénomènes observés dans ces cas avec ceux observés dans ce qu'on avait appelé asthme thymique et plus tard spasme de la glotte, il n'hésita pas à les confondre et à rapporter les accès de suffocation comme dus au spasme de la glotte. Les nombreux cas qu'il rapporte dans son travail se sont tous terminés par la mort ; ce qui le fait porter dans ces cas un pronostic très sombre.

Plusieurs auteurs, après lui, signalent par ci, par là, des faits isolés, tel celui de Gassicourt : « Au milieu de la quinte, dit-il, la respiration reste suspendue, et la mort arrive par asphyxie ; celui de Rondot, concernant un coquelucheux, qui avait été autrefois opéré du croup et portait encore sa canule. La respiration se faisait largement par l'ouverture trachéale. Au moment de la mort qui fut soudaine et eut lieu au début d'une quinte, rien n'empêchait le libre passage de l'air dans la canule. Bouniol, dans sa thèse de 1894, rapporte quelques observations personnelles concernant des coquelucheux, qui présentaient de temps en temps des accès de suffocation. La plupart des observations, sinon toutes, rapportées par les auteurs, concernent des coquelucheux âgés de deux à quatre ans. Quand il s'agit d'enfants très jeunes (au-dessous d'un an), la plupart des auteurs constatent la gravité de la maladie à cet âge ; tous s'accordent à reconnaître la mortalité élevée ;

West met en cause la dentition, sans toutefois nous donner
la raison ; beaucoup nous parlent de mort subite survenant au
cours de la coqueluche. Nul n'a mieux étudiée et n'a donnée
la véritable interprétation des faits qu'on observe dans la
coqueluche du tout à fait jeune enfant, que notre maître M. le
professeur Baumel. Son observation publiée, en 1890, dans la
« Revue des maladies des enfants », concerne une de ses plus
chères qu'il a eu le malheur de voir frappée par la maladie.
En 1894, pendant une épidémie à Frontignan, il a eu plusieurs
fois l'occasion d'observer la coqueluche chez des nourrissons
de deux à quatre ou cinq mois, coqueluche qui se présentait
précisément sous cette forme anormale.

Tout récemment, M. le docteur Chaumier (de Tours) publia
dans la « *Gazette médicale du Centre* » l'observation d'une
petite fille de vingt-sept jours atteinte de coqueluche avec
spasme de la glotte. Sauvée une fois par M. Chaumier, en lui
pratiquant des tractions de la langue, cette enfant est morte
une semaine après à la suite d'un accès de suffocation.

L'observation que nous rapportons et qui est due à l'obli-
geance de M. le docteur Andrieu, le distingué chef de clinique
de M. le professeur Baumel, concerne une fillette de deux
mois atteinte de coqueluche et qui présente le type, on peut
dire, de la coqueluche anormale. Grâce au traitement approprié, cette enfant va en s'améliorant.

Dans les chapitres qui vont suivre, après avoir énuméré
les différentes causes capables de produire l'accès du spasme
avec son tableau, causes parmi lesquelles en premier lieu doit
être mise la coqueluche, nous tâcherons d'esquisser en quelques lignes les symptômes par lesquels il se manifeste, au
cours de la coqueluche, et les accidents auxquels il peut
donner naissance ; nous chercherons à nous expliquer le

« pourquoi » de ce phénomène ; nous donnerons à ce propos la raison (physiologique, nous le verrons) pathogénique ; nous dirons enfin quelques mots du pronostic et du traitement (général, indications spéciales).

ÉTIOLOGIE

Il est certain aujourd'hui que le spasme de la glotte ne peut pas être considéré comme une maladie bien déterminée. Les circonstances variées dans lesquelles il peut survenir montrent qu'il est généralement symptomatique et saurait difficilement être considéré, par conséquent, comme une maladie spéciale.

Parmi les causes prédisposantes à l'apparition du spasme glottique, tous les auteurs s'accordent à mettre en premier lieu l'*âge*. Le jeune âge, en effet, a le triste privilège d'être seul affecté de spasme glottique. Avec maximum de fréquence chez les enfants de trois à dix-huit mois, il est loin d'être rare dans le tout à fait jeune âge. Le malade de M. Chaumier n'avait que vingt-sept jours ; notre malade a deux mois à peine. Du Castel considère l'âge de quatre ans comme le plus élevé.

Quant au *sexe* qui serait le plus souvent atteint, les observateurs inclinent à penser que les garçons sont plus disposés au spasme de la glotte que les filles. Hirsch est même allé jusqu'à croire le sexe masculin seul susceptible d'être atteint de spasme.

Aucun *tempérament* n'est à l'abri du spasme glottique, d'après Hérard. C'est à tort qu'on a incriminé le tempérament lymphatique ou scrofuleux. Mais il n'en serait pas de même du tempérament nerveux. Plusieurs auteurs ont admis son influence prédisposante. M. le docteur Chaumier entre autres, attache une très grande importance à cet élément étiologique.

3

La relation entre le *rachitisme* d'une part et le spasme glottique de l'autre, serait très étroite, d'après West. Le docteur Gée, cité par le précédent, donne, comme résultat de ses observations, 48 cas sur 50 de spasme de la glotte, qui présenteraient des traces de rachitisme. Hâtons-nous de dire que l'opinion de ces auteurs anglais n'est pas partagée par tout le monde, par M. le professeur Baumel notamment. « Je ne vois pas bien, dit-il, comment le rachitisme, maladie de sevrage, peut être si souvent en cause. » N'oublions pas de dire que le rachitisme est surtout fréquent dans la première enfance, et qu'il ne faut pas y trouver une cause prédisposante quelconque, là où il n'y a qu'une simple coïncidence peut-être.

La question de l'*hérédité* est difficile à résoudre d'un seul trait. Caspari, Hirsch, etc., prétendent que la plupart des enfants qu'ils ont observés étaient nés de mères délicates, phtisiques ou atteintes de maladies de l'utérus. Disons que notre malade est issue d'une mère syphilitique; faut-il y voir ici une cause prédisposante quelconque?

L'influence prédisposante de certains *états pathologiques antérieurs* est défendue par beaucoup d'auteurs, par Trousseau entre autres. Ce dernier pensait que le spasme de la glotte se montrerait seulement chez des enfants affaiblis par une maladie antérieure. Les faits observés par beaucoup d'auteurs où cet élément étiologique fait complètement défaut, portent à croire qu'il n'en est rien. On peut admettre, à la rigueur, qu'une constitution affaiblie crée une prédisposition à des accès de spasme glottique, mais faire une condition *sine qua non* serait aller un peu loin.

A en croire d'Espine et Picot, la *misère* et les *états cachectiques* en particulier seraient de puissantes causes prédisposantes. Mais la très significative remarque de M. le professeur Baumel ne laisse subsister aucun doute sur le mal-fondé de ce dire: « S'il en est ainsi, dit-il, si les enfants cachectiques en sont atteints de préférence, pourquoi n'observe-t-on pas plus souvent le spasme de la glotte chez les athrepsiques et surtout chez les enfants nés en faiblesse congénitale? »

West insiste beaucoup sur l'influence de la *dentition*. La période de la *dentition* est, de même que celle de la puberté (que celle de la ménopause chez la femme), une des grandes époques de la vie (ce sont des *nœuds* dangereux, suivant l'expression d'un de nos maîtres) pendant laquelle de grands changements se produisent dans l'organisme; les diverses affections spasmodiques, dont le spasme de la glotte est la plus frappante et la plus importante, surviennent très souvent dans ces cas comme un résultat plutôt secondaire que primitif. Peut-être aussi pourrait-on ici invoquer une simple coexistence d'une attaque et l'issue d'une dent, et ne faire aucun rapport de causalité entre ces deux phénomènes. Cependant les observations prêchent le contraire; quelques auteurs même, Pagenstecher, par exemple, ont regardé cette influence comme si puissante, qu'ils ont nommé la maladie *asthma dentientium*.

Parmi les causes occasionnelles, d'Espine et Picot citent : le *froid*, les cris violents et prolongés, *quinte prolongée de coqueluche*. Parmi les autres, que nous ne faisons que mentionner : le rire, l'action de téter, efforts de déglutition, en un mot toutes celles qui troublent la respiration; on a cité encore le changement brusque de température.

Presque tous les médecins, en effet, ont signalée la *saison froide* et *humide* comme étant la saison pendant laquelle ils ont rencontré le plus souvent le spasme.

Le spasme de la glotte survenant au cours d'une coqueluche qui paraissait relativement bénigne au commencement, et se montrant à la fin d'une quinte prolongée et violente, est signalée par beaucoup d'auteurs. Et nous avons mentionné précédemment les faits rapportés par Du Castel, Bouniol, etc. Le plus souvent, l'accès de spasme avec sa suite, se montrait *au moment de la quinte* ; et l'accès une fois fini (la respiration s'étant rétablie), on pouvait entendre la reprise caractéristique. Il n'en est plus de même dans l'observation que nous rapportons ; ce qui rend précisément ce cas curieux, c'est que l'accès de spasme glottique se montre constamment et chaque fois à *l'occasion d'une quinte*. La quinte caractéristique, pour ainsi dire, s'efface devant l'accès de spasme.

Par ce que nous venons de dire, on comprendra bien que les accès ont lieu pendant la période quinteuse de la coqueluche. Dans une observation de Blache (rapportée par Du Castel), les accès de spasme ont débuté *avant* la période des quintes.

SYMPTOMATOLOGIE

Nous connaissons déjà les principales causes prédisposantes ou occasionnelles, capables de produire le spasme de la glotte. A propos de ces dernières, nous avons mentionné tout particulièrement la coqueluche, comme un des principaux éléments étiologiques. Il ne nous reste maintenant qu'à décrire les symptômes par lesquels le spasme de la glotte se manifeste au cours d'une quinte de coqueluche, et la modifie jusqu'à la rendre méconnaissable. Le spasme de la glotte peut se montrer, chez un coquelucheux, au cours d'une quinte, tout accidentellement ; c'est ce qui arrive chez les enfants âgés de deux, trois ou quatre ans ; ici, à côté des quintes ordinaires, banales, l'enfant peut présenter de *temps à autre* des quintes anormales, quintes modifiées précisément par l'apparition du spasme glottique et les phénomènes l'accompagnant. Il en est tout autrement chez les nourrissons. Ici, nous ne trouvons plus la quinte caractéristique ; à la place des quintes, nous voyons apparaître chaque fois (dix, vingt, trente fois dans les vingt-quatre heures) des accès de spasme glottique avec le tableau que nous lui connaîtrons dans un instant. Ce sont ces accès, ces quintes anormales si l'on veut, que nous allons essayer d'esquisser dans les quelques lignes qui vont suivre. Mais, avant d'aborder cette étude, nous croyons devoir rappeler en quelques mots ce qui se passe dans les cas de coqueluche normale. Quelques détails descriptifs de la quinte classique nous paraissent absolument indispensables avant la description des phénomènes graves qui se produisent au moment d'un accès spasmodique et ceux qui en résultent.

Tous les auteurs distinguent, dans la marche de la coqueluche, trois périodes que voici : première période *catarrhale*, deuxième période *d'état*, et troisième période *de déclin*.

Le plus souvent la coqueluche débute par un simple rhume. Avec une toux plus fréquente et plus opiniâtre que dans ce dernier, ce catarrhe initial est généralement accompagné de fièvre.

Mais bientôt la toux ne tarde pas à revêtir un caractère spasmodique particulier. Cette toux commence à avoir quelque chose de tellement spécial, qu'on ne saurait la méconnaître : dans aucune autre espèce de catarrhe on ne retrouve rien d'analogue, et la toux hystérique en diffère essentiellement. Chaque attaque de toux se compose « d'une série de mouvements expirateurs qui, se succédant lentement d'abord, se répètent un grand nombre de fois, chassant tout l'air contenu dans la poitrine, sans donner au malade le temps de respirer ; les veines du cou et de la face se gonflent, les yeux s'injectent de sang ; le malheureux patient tombe dans un état de pâmoison. Enfin, les mouvements convulsifs des muscles expirateurs se calment ; un effort d'inspiration se produit, accompagné d'un sifflement caractéristique. Cette inspiration est le signal d'un instant de repos; mais cette trêve est de courte durée et bientôt les mêmes accidents se reproduisent : il y a ainsi plusieurs *reprises* après lesquelles le malade est comme épuisé (1). » Généralement, après une abondante expectoration de mucus glaireux, les efforts pour vomir ou un vomissement réel, l'inspiration s'exécute librement et la respiration redevient graduellement calme. Voilà la *quinte*

(1(Trousseau, *Clinique méd.*, II, 508.

de la coqueluche. Ces quintes de toux se répètent en vingt-quatre heures un nombre de fois plus ou moins grand.

On ne peut jamais se tromper, une fois la coqueluche arrivée à la période des quintes, sur la nature réelle du mal. Nous arrêtons ici la description. Ce qui caractérise par conséquent la coqueluche habituelle, ce sont les quintes ; « la quinte résume toute la maladie », dit Dieulafoy.

Voyons à présent ce qui se passe chez un nourrisson atteint de coqueluche ; et nous entendons par *nourrisson* l'enfant depuis sa naissance jusqu'à un an environ. C'est vers un an, en effet, que se pratique d'ordinaire le sevrage. C'est pendant cette première période de la vie que l'on observe les phénomènes graves et anormaux de la coqueluche, dont nous allons donner la description.

Nous ne dirons pas grand'chose sur la période initiale de la coqueluche. Le début est à peu près le même. Les symptômes qui pourront nous permettre d'y reconnaître autre chose qu'un simple rhume sont peu nombreux, insuffisants, pour ne pas dire nuls. Néanmoins sera tenue pour suspecte une toux qui se répète trop souvent, une toux fatigante, qui simule même parfois un léger aboiement. La température s'élève généralement de 1° à 2° au-dessus de la normale ; plus rarement, la température oscillera entre 39° à 40°, ainsi que l'a démontré Roger, et nous tiendra constamment sous l'appréhension d'une complication pulmonaire grave.

Peu de chose, par conséquent, nous permet de soupçonner une coqueluche au début, qu'elle soit normale ou anormale.

Mais nous avons hâte d'arriver à la seconde période. Nous avons vu que cette période est caractérisée par l'apparition des quintes ; nous avons vu comment se présentent ces quintes et quelle est leur caractéristique. Dans les cas de coqueluche anormale, rien de pareil. Plus de quintes avec leur inspiration en *chant de coq*, plus de reprise. Au lieu et à la place de quintes, on rencontre une *apnée passagère* avec cyanose des téguments et qui d'ordinaire se termine par une inspiration *sans reprise*; quand cet ensemble remplace des quintes bien caractérisées, dit Rondot, on ne saurait avoir de doutes sur son origine coquelucheuse (1).

« Les mères viennent quelquefois vous trouver, dit M. le professeur Baumel, et vous tiennent le langage suivant : « Tout d'un coup, disent-elles, l'enfant est pris de suffocation, même dans son berceau, la nuit autant, sinon plus que le jour; il semblerait qu'il allait mourir subitement, et que quelque chose l'étouffait à la gorge. » Le médecin expérimenté, celui surtout qui a déjà eu l'occasion d'entendre un pareil langage, n'aura plus de doute sur la nature réelle des choses.

Le début de l'accès, nous le verrons dans un instant, est rapporté par les mères d'une manière assez fidèle. On peut être assez heureux quelquefois, comme cela nous est arrivé à nous de voir le petit malade présenter séance tenante un de ces accès dont la mère nous parlait.

Ordinairement rien ne nous permet de prévoir l'imminence proche d'un accès Il survient quelquefois à la suite des pleurs; d'autres fois, l'enfant commence à tousser un peu et l'accès est formé; la malade de M. Chaumier poussait un cri et l'accès avait lieu; l'accès survient, parfois, l'enfant étant au sein, comme cela est arrivé une fois chez notre malade.

Parfois, voici ce qui se passe : après quelques saccades expiratoires bruyantes, qui nous indiquent que la glotte n'est pas totalement fermée, l'enfant tarde à reprendre haleine; il est comme épuisé par les efforts d'expiration; ces secousses de toux ne sont pas suivies, comme dans la quinte ordinaire, de l'inspiration brusque et sifflante (en chant de coq). « Parfois, on voit bien, dit Bouniol, de petits mouvements du

(1) Rondot, in *Gazette hebd. des sc. méd. de Bordeaux*, 1889.

thorax, inspiratoires et expiratoires, mais ces mouvements ou ces contractions musculaires pour mieux dire sont inefficaces : l'occlusion de la glotte est complète et s'oppose d'une manière absolue à l'entrée et à la sortie de l'air par le larynx (1) ».

Mais, dans la majorité des cas, ces petits mouvements thoraciques font complètement défaut et le début de l'accès est caractérisé par l'*arrêt complet de la respiration*. « Tout à coup, dit Hérard, la respiration se suspend ; il semble que la glotte vienne d'être brusquement close ; pendant quelques secondes il y a menace de suffocation et la physionomie de l'enfant trahit une vive angoisse : la bouche est largement ouverte comme pour aspirer l'air qui lui manque, la tête se renverse en arrière, les yeux sont fixes dans leurs orbites, le visage devient bleu ; il y a, en un mot, asphyxie commençante. Après dix à vingt secondes, pendant lesquelles il y a eu *cessation complète* des mouvements respiratoires, l'enfant reprend tranquillement haleine. Ce cas est toutefois rare et presque toujours l'attaque se termine par une inspiration sonore, aiguë, fixe, convulsive, qui constitue, à vrai dire, le signe pathognomonique du spasme glottique (2) ». Le hoquet est, de tous les bruits, celui qui s'en rapproche le plus comme caractère et forme. Voilà l'accès !

Mais il n'en suffit pas moins que, pendant cet intervalle de temps, si rapide, si court, la plupart des fonctions éprouvent des troubles divers : le pouls est accéléré, devient petit et à peine perceptible ; en auscultant la poitrine, qui reste immobile pendant l'accès — cela va sans dire, on n'entend plus l'expansion vésiculaire ; des évacuations involontaires peuvent avoir lieu. La face, pendant cet intervalle devient turges-

(1) Bouniol, Thèse de Paris, 1894, p. 18.
(2) Hérard, Thèse de Paris, 1897, p. 10.

cente et prend une coloration franchement violacée ; un petit
nœvus que notre malade portait sur sa pommette gauche devenait pendant l'accès turgescent et de couleur normale allant
jusqu'au *bleu-noirâtre*. Les muqueuses buccale et linguale
deviennent elles aussi cyanosées.

La durée habituelle de l'accès varie de quelques secondes
à une ou deux minutes. On en a cité de durée plus longue,
Caspari aurait observé un cas d'une durée de deux heures !

Nous avons vu comment une inspiration caractéristique
vient mettre fin à l'accès. Mais, malheureusement, il n'en est
pas toujours ainsi ; la fin favorable n'a pas toujours lieu, et
des accidents redoutables peuvent survenir. C'est ainsi que
nous pouvons voir l'accès se terminer par la *syncope*. La malade de M. le professeur Baumel en est un frappant exemple.
« Quand je suis rentré, dit-il (dans la nuit du 26 au 27 février),
on me passe un cadavre ; les téguments étaient *décolorés*, la
peau presque *froide*, la tête et les membres ballants. La
malade inerte et en *résolution complète* était *sans respiration, sans pouls* ; l'auscultation ne permet pas de percevoir le
moindre bruit pulmonaire et cardiadique (1) .» Nous savons
comment notre maître, sans perdre courage et surtout son
sang-froid, après un long et laborieux travail (1/2 heure à
3/4 d'heures), a pu ressusciter son enfant.

Il est un autre genre d'accidents plus fréquents que la
syncope ; nous voulons parler des *convulsions* — toniques ou
cloniques. Ces dernières sont plus rares ; ordinairement elles
sont générales et épileptiformes. Ces convulsions toniques
s'observent surtout aux extrémités. On voit alors les pouces
se porter dans la paume des mains ; les doigts rigides, fléchis
sur le métacarpe ; les poignets de même sur l'avant-bras, et
toute la main entraînée dans l'adduction. Les pieds ont l'as-

---

(1) Baumel, *Revue mens. des mal. de l'enfance*, 1890, page 532.

pect d'un varus équin, les orteils rétractés vers la plante du pied. Mais la contracture ne se borne pas toujours aux extrémités ; elle peut envahir les genoux et les coudes ; les muscles du cou et du tronc en sont fréquemment le siège, d'où renversement de la tête en arrière, opisthotonos, immobilité de la poitrine ; les muscles de l'œil aussi, d'où strabisme (doble-convergent chez la malade de M. le professeur Baumel). Nous pouvons donner, comme exemple de convulsion tétanique, encore la malade de M. le professeur Baumel. « Tout n'était point fini avec le retour à la vie... Ce retour, en effet, était à peine effectué, que la malade présenta une *raideur tétanique générale*, existant des pieds jusqu'à la tête, principalement marquée au niveau des membres supérieurs et inférieurs, et prédominant peut-être plus particulièrement à droite pour le bras, comme pour la jambe, qui étaient pris dans leur totalité d'une façon intermittente. Quand la raideur existait, le pouce était fléchi dans la paume de la main, ainsi que les autres doigts, l'avant-bras sur le bras... Cet état persista les jours suivants. La fièvre de réaction fut intense. » (page 534).

Mais, même lorsque l'accès s'est terminé favorablement, il ne faut pas croire que l'enfant soit hors de danger ; des complications graves peuvent survenir, et la mort en résulter. Il faut toujours, par conséquent, se tenir sur ses gardes. L'apnée plus ou moins prolongée, en effet, n'est pas sans déterminer dans les systèmes circulatoires et nerveux des perturbations graves. C'est ainsi que l'enfant peut tomber dans un *état comateux* interrompu, ordinairement, par des convulsions dont il est difficile à le sortir, et peut succomber rapidement. C'est ce qui est arrivé dans un cas rapporté par Du Castel : « Quelques minutes après, dit-il (l'enfant avait eu, vingt minutes auparavant, un accès), on le vit se relever, et, sans qu'il eût été pris de quintes de toux, présenter tous les signes de l'asphyxie, il ne faisait aucun mouvement respiratoire.....

Le malade resta dans un *coma complet;* il mourut dans la nuit. A l'autopsie, on trouva une hémorragie méningée (1). »

Si la suspension de la respiration, si cette apnée se prolonge outre mesure, la mort survient au milieu de l'accès. Dans ce cas, l'enfant succombe en quelques instants, sans râle et sans agonie (Hérard).

Nous connaissons, à présent, en quoi consiste l'accès de spasme. On peut se rendre facilement compte, nous le croyons, après la description que nous avons donnée, de la différence qui existe entre la quinte ordinaire de coqueluche que nous avons définie au commencement de cet article, et le spasme de la glotte qui remplace, chez le nourrisson, les quintes ordinaires.

Le nombre des accès, dans les vingt quatre heures, n'est soumis à aucune règle fixe; il est très variable. Plus fréquents pendant la nuit que pendant la journée, ainsi que l'ont constaté la plupart des auteurs; leur nombre augmente les jours de mauvais temps (pluie, froid), et diminue quand la température devient plus clémente, ainsi que nous l'avons remarqué chez notre malade. Du reste, nous reviendrons plus tard sur cette question, en parlant du pronostic et du traitement.

Nous arrêterons, ici, la description de l'accès.

Outre les complications plus ou moins immédiates que nous venons de mentionner (syncope, convulsions, coma), dont la gravité, après ce que nous avons dit, n'échappera à personne, nous devrions mentionner d'autres accidents ou complications qui peuvent avoir lieu au cours de la coqueluche. C'est ainsi que rien ne peut empêcher le petit patient de présenter, au cours de sa maladie et surtout à cette période, des complications d'ordre inflammatoire (bronchite capillaire, bir.-pneumonie, etc.). Cependant, comme ces complications peuvent sur-

(1) Du Castel, Thèse de Paris, p. 19.

venir à n'importe quel âge, dans n'importe quelle coqueluche, normale ou anormale, nous n'avons fait que les citer simplement.

Il est un autre accident cependant (si on peut l'appeler ainsi) d'ordre mécanique celui-ci, qu'on voit très fréquemment au cours de la coqueluche et dont on a voulu faire un signe quasi-pathognomonique, signe sur lequel nous voulons nous arrêter un instant. C'est de l'*ulcération du frein de la langue* que nous voulons parler. Filatoff exagère, il nous semble, l'importance de l'ulcération du frein quand il dit : « Elle a une grande importance au point de vue du diagnostic, car elle se rencontre exclusivement dans la coqueluche. » Cette ulcération du frein paraît due, d'après ce qu'on dit, à la projection de la langue hors la cavité buccale par les efforts de toux et à la section du frein par les incisives inférieures. Chez la malade de M. le professeur Baumel, l'enfant ayant sept dents dont trois incisives inférieures, il est possible, probable même, que les incisives inférieures ont été la principale cause de la section du frein. Nous l'avons cherché chez notre malade et nous ne l'avons pas trouvée. Toutefois, on a signalé des faits dans lesquels les dents, faisant complètement défaut, l'ulcération du frein s'était produite tout de même. Cela corrobore les affirmations d'Espine et Picot, qui disent : « L'ulcération du frein de la langue ne s'observe guère chez les enfants dépourvus de dents (p. 225). » Le docteur Bouffier (de Cette) pense que la section du frein, dans ces cas, est produite par l'ongle ou même le gros doigt seulement de la personne qui cherche à saisir, dans la bouche même de l'enfant, les mucosités qu'il est incapable de cracher, comme nous le savons. Quoi qu'il en soit de ce petit accident, il peut avoir, dans le cas où il se produirait, ses inconvéniants, surtout au point de vue de l'alimentation.

PATHOGÉNIE

S'il a été important pour nous de connaître la forme particulière que revêt la coqueluche chez les tout jeunes enfants,
si nous connaissons déjà les symptômes plus ou moins graves
qui se produisent au moment d'une quinte, il est non moins
important de connaître la raison pathogénique de ces accidents.

Pourquoi, au lieu de rencontrer ici aussi des quintes banales,
comme on en voit chez un coquelucheux d'un âge plus avancé,
trouve-t-on au contraire des accès de suffocation au lieu e
à la place de chaque quinte ?

La quinte ordinaire de coqueluche, d'après tout ce qu'en
disent les auteurs, se réduit à deux facteurs fondamentaux,
qui sont : d'une part la *toux convulsive*, d'autre part la *constriction de la glotte*, spasme si l'on veut, avec des pauses
ou arrêts immédiatement suivis de *reprises*. Nous ne rentie-
rons pas dans l'étude de la pathogénie du spasme de la glotte
lui-même ; ce serait étudier celle de la coqueluche ; car il
nous semble qu'il n'y a là qu'exagération de la constriction
glottique qui se produit dans la quinte ordinaire de coqueluche. Nous savons que cette seconde période de la coqueluche
est expliquée par l'irritation du pneumogastrique. Évidemment, l'on n'a pas encore découvert la raison suffisante et uni-
voque de l'excitation du nerf pneumogastrique et susceptible
d'expliquer le spasme direct de la glotte; si l'excitation a lieu
vers le pneumogastrique, au-dessous du point où celui-ci reçoit
la branche interne du spinal, au-dessus de celui d'où émerge

le récurrent ou sur tout le trajet de ce dernier qui innerve, on le sait, tous les muscles du larynx sauf le crico-thyroïdien.

Il est évident que le spasme seul de la glotte ne peut pas être incriminé de produire les phénomènes que nous avons décrits d'une manière sommaire, il est vrai, dans le chapitre précédent. Car, s'il en était ainsi, et puisque le spasme de la glotte fait partie de la quinte ordinaire, nous devrions voir apparaître à chaque quinte les accidents sus-mentionnés, ce qui n'a pas lieu, comme nous le savons. Et puis, la glotte fût-elle complètement oblitérée (ce qui peut arriver et ce qui arrive précisément) pour arrêter le passage de l'air, si l'action inspiratrice et expiratrice restait libre, ne serait-elle pas suffisante pour lutter contre l'asphyxie envahissante ?

Il doit y avoir par conséquent autre chose qu'un spasme glottique, pour pouvoir produire les accidents asphyxiques et syncopaux que nous observons. Pourrait-on invoquer ici, par exemple, une accumulation exagérée des mucosités bronchiques dans la trachée et le larynx ? Mais les accidents, nous l'avons vu, débutent d'une manière brusque, inopinée, et l'enfant n'a pas le temps suffisant de faire les efforts d'expectoration qui devraient précéder ou accompagner toute hypersécrétion bronchique ; et puis, l'abondance minime des crachats rejetés à la suite des accès ne nous permet pas d'accepter l'opinion des auteurs (Lancisi, William).

Se serait-il produit une régurgitation et le malade aurait-il avaler de travers? En d'autres termes, le liquide monté de l'estomac, aurait-il pénétré dans le larynx et les bronches d'où l'asphyxie et tout le reste? Cela n'est pas vraisemblable dans certains cas particuliers.

L'accès de suffocation pourrait-il être la conséquence d'une embolie pulmonaire produite par des caillots fibrineux venant du cœur? Mais peut-on appliquer cette manière de voir aux cas qui se terminent par la guérison momentanée ou définitive ? Peut-on expliquer de la sorte des accès qui se produisent dix, vingt, quarante fois dans les vingt-quatre heures et revenant coup sur coup ? Et puis nous savons que les symptômes, dans l'un et l'autre cas, diffèrent essentiellement.

Quelle peut donc être la cause qui, avec le spasme glottique concomitant, soit capable de produire des choses pareilles ?

Cette cause réside dans l'organisme même du petit malade ; et c'est parce qu'elle est spéciale à cet âge, que nous observons les phénomènes mentionnés. Il y a des organes, en effet, qui n'arrivent à leur complet état de développement qu'à un âge plus ou moins éloigné de la naissance. Un de ceux-là est le cœur. Nous savons, d'après les recherches des physiologistes, que, chez le fœtus, les deux oreillettes du cœur se communiquent entre elles, grâce à un petit trou, nommé *trou de Botal.* A la naissance, ce trou persiste encore, et ce n'est que plus tard qu'il se ferme complètement. M. de Alvarenza (de Lisbonne) pense que, dans les deux premiers mois de la vie, ce trou est constamment ouvert, et qu'il n'y a pas d'époque fixe pour son occlusion. Parrot a trouvé que, chez soixante-deux sujets *âgés de moins de deux ans,* l'oblitération du trou n'était complète que *quatre fois,* c'est-à-dire 6,7 pour 100. On peut dire, par conséquent, que le trou de Botal reste ouvert encore un an à peu près après la naissance. On a vu le trou persister même à un âge plus avancé, seulement ces cas sont rares.

Mais, de ce que l'orifice n'est pas hermétiquement clos, quel que soit l'âge, il ne s'ensuit pas que, dans le jeu régulier du cœur, le sang passe d'une oreillette dans l'autre. Cependant, lorsque sous l'influence d'une des causes qui déterminent l'affaiblissement et le relâchement du cœur, et l'accumulation de sang dans ses cavités, l'oreillette droite subit une distension considérable et le passage devient praticable au sang.

Ce n'est pas tout. Nous avons omis, et à dessein, de parler dans le chapitre précédent d'une chose qui trouve mieux sa place ici. Nous voulons parler de l'état du cœur dans la coqueluche. Rondot, qui a particulièrement étudié le système circulatoire dans la coqueluche, trouve un fait qui doit attirer notre attention, fait qui plaide en faveur de la théorie que nous exposons. Il a trouvé, en effet, que le cœur est en contact avec la paroi thoracique, sur une étendue notablement supérieure à la normale ; il dépasse la ligne mamelonnaire d'une façon très notable, à tel point qu'il est impossible de méconnaître une *dilatation principalement sur les cavités droites.* L'impulsion précordiale est assez faible et n'indique pas le développement d'une hypertrophie concomitante.

Donc, d'une part, cavités droites dilatées ; d'autre part, persistance du trou de Botal : voilà deux facteurs de première importance dans la production des accidents exposés dans le chapitre précédent.

Supposons à présent que, *dans ces conditions,* survient le spasme glottique, et il surviendra précisément au moment où une quinte de coqueluche va avoir lieu. Il en résultera une gêne plus ou moins grande pour la respiration d'abord (l'entrée et la sortie de l'air complètement suspendues ; immobilité de la cage thoracique), pour la circulation pulmonaire ensuite (la longueur des vaisseaux étant relativement courte), d'où immédiatement une dilatation exagérée du cœur droit (qui est déjà dilaté sans cela, comme nous l'avons vu tout à l'heure) et ses conséquences immédiates et inévitables : stase veineuse générale et encéphalique.

Mais avant cela, et tout d'abord, une hypertension sanguine dans le cœur droit, ayant pour premier effet de forcer la valvule du trou de Botal et de favoriser, par conséquent, le passage du sang veineux dans le sang artériel.

Voilà donc la seule raison capable de nous expliquer suffi-

5

samment la production des accidents sus-mentionnés. Cette théorie, exposée et défendue par notre maître, M. le professeur Baumel, est la seule plausible et la seule qu'on doit accepter.

C'est de cette façon qu'on doit toujours interpréter les mêmes accidents qui se produisent chez un coquelucheux âgé (2-3 ans). Mais, s'ils ne se produisent pas toujours au moment d'une quinte, comme cela a lieu chez le nourrisson, s'ils n'ont lieu qu'exceptionnellement, c'est parce que l'ondée sanguine n'est pas suffisamment forte, il n'y a pas une hypertension sanguine suffisante pour forcer la valvule du trou. . Et c'est parce que le trou de Botal est perméable chez le nourrisson, que l'hypertension sanguine qui se produit au moment d'un accès de spasme, est suffisante pour forcer la même valvule, pour favoriser par conséquent le mélange des deux sangs, artériel et veineux, et pour produire les mêmes accidents chaque fois qu'une quinte a lieu (10-20-40 fois dans les vingt-quatre heures).

Il nous reste maintenant à donner l'explication des convulsions et du coma qu'on observe quelquefois à la suite de l'accès.

Les convulsions, rares chez les coquelucheux plus âgés, surviennent principalement chez les enfants à *la mamelle*. Leur cause anatomique, d'après M. Roger, doit être cherchée dans la *congestion du cerveau*, soit active, soit passive ou même séreuse (quand le sang est apauvri par une hématose insuffisante ou une mauvaise nutrition). Là où la congestion encéphalique ne saurait être invoquée, on peut se demander s'il n'existe pas seulement des *troubles dynamiques du système nerveux*. La précipitation souvent excessive des battements du cœur, laquelle n'est pas en rapport avec l'élévation médiocre de la température (et qui est due peut-être à une *parésie du nerf pneumogastrique*) semble en effet

indiquer la réalité de ce désordre. « On peut se demander
encore, dit M. le professeur Baumel, si les troubles digestifs,
qu'ils soient dus à un *vice alimentaire*, au *sevrage*, ou à la
constipation, n'agiraient pas en favorisant l'accumulation
dans le sang (par absorption ou défectueuse ou trop grande),
et par suite dans le système nerveux, d'une *substance convul-
sivante particulière*, normale ou anormale (sels de potassium
par exemple), qui prédisposerait singulièrement à l'état
convulsif, surtout si la fonction rénale venait momentanément
à être entravée ou simplement incomplète et insuffisamment
éliminatrice. »

Le travail de la *dentition* prédispose singulièrement aux
convulsions. Mais, à propos de cela, dans le plus grand
nombre de cas, nous devons regarder au delà de la cause
locale (pression de la dent contre la gencive) à laquelle sont
dus les symptômes de désordre du système nerveux ; et
constater que c'est seulement par la disparition de quelque
influence, qui agissait d'une manière fâcheuse sur toute la
constitution, que cesse la disposition aux convulsions.

L'action du *froid* n'est pas non plus à méconnaitre, en
raison de l'influence qu'elle exerce sur le système nerveux
en général.

Il est évident aussi que, lorsqu'on veut chercher l'origine
de ces convulsions chez les coquelucheux, il faut tenir grand
compte de la facilité avec laquelle l'organisme des enfants est
jeté par la maladie dans l'état convulsif.

Quant au coma, qu'on remarque quelquefois, nous n'avons
qu'à citer les paroles de notre maître: « Il est un symptôme
banal de la coqueluche, auquel les auteurs classiques sem-
blent n'ajouter qu'une importance médiocre et qui, dans l'espèce, joue un rôle considérable.

» La bouffissure, ou mieux l'œdème de l'extrémité céphalique, dénote un état correspondant des centres nerveux encé-

phaliques. Cette turgescence œdémateuse, cette bouffissure congestive est le résultat des efforts de toux, de l'emphysème pulmonaire aigu qui en résulte, et de la stase veineuse, d'abord intracardiaque, ensuite périphérique, mais principalement céphalique en raison de la brièveté des veines supérieures. Cet œdème cérébral pourra nous expliquer au moins le coma. »

PRONOSTIC

Les enfants ont le triste privilège d'être frappé par la maladie beaucoup plus souvent que n'importe quel autre âge. Toutes les statistiques nous montrent, en effet, que la coqueluche présente son *maximum de fréquence* entre deux et trois ans ; elle est plus rare avant et après. Chez les nourrissons, elle est rare à cause de l'isolement relatif dans lequel vivent ces jeunes sujets, trop petits pour partager les jeux, les études de leurs camarades plus âgés. Les enfants en très bas-âge ne jouissent d'aucune immunité à l'égard de la coqueluche ; au contraire, en temps *d'épidémie*, le nombre des nourrissons atteints est considérable, et s'explique précisément par ce fait, que le plus souvent, ils contractent la maladie par l'intermédiaire de leurs frères ou sœurs aînés, ou bien, ce qui est plus rare, par celui de leur mère ou nourrice. Rilliet et Barthez ont observé même la coqueluche chez un enfant le premier jour de sa naissance (coqueluche congénitale) ; la mère de cet enfant était atteinte dans les derniers mois de sa grossesse de coqueluche.

Dans le pronostic, il faut prendre en considération tout d'abord l'*âge* du malade ; on a de tout temps reconnu, et West attire d'une manière toute particulière l'attention sur ce fait, que « chez les enfants très jeunes, et chez ceux dont le travail de dentition s'accomplit encore à l'époque où ils sont atteints de la coqueluche, les symptômes d'un désordre du système nerveux sont quelquefois formidables, même dès le début. » (West, *Mal. des enf.*, 1875, p. 583).

Le pronostic prend de la gravité à cet âge, précisément par l'apparition des phénomènes que nous avons étudiés. Si on s'en rapporte à la thèse de Du Castel, il semblerait que

la mort est la terminaison fatale de toute coqueluche revêtant
la forme particulière. Il est évident que si cet auteur a vu
une série de cas malheureux, il ne s'ensuit pas que la mort
soit de règle dans tous les cas ; la malade de M. le professeur
Baumel, aussi bien que la nôtre, nous prouvent suffisamment
qu'il n'en est heureusement rien, puisque la guérison s'est
faite dans les deux cas.

La gravité est en rapport avec la *fréquence* et la *violence*
des accès. D'après Rousseau, lorsque le nombre des accès
dépasse quarante (en 24 heures), le pronostic prend de la
gravité, « d'où il est permis de formuler cette proposition,
que, toutes choses égales d'ailleurs, plus nombreux sont les
accès, plus est grand le danger de la maladie : bien plus, on
peut affirmer d'une façon à peu près certaine, que, lorsqu'ils
se répètent au delà de 60 fois dans les vingt-quatre heures,
l'enfant atteint succombera ». (Class. Tr., page 510). Et voici
le procédé qu'il employait pour apprécier le nombre des accès :
« Je chargeais la mère du malade, dit-il, de piquer à chaque
crise une carte avec une épingle, et, en additionnant ces trous,
je savais le lendemain, à ma visite, combien il y avait eu de
crises depuis la visite de la veille. »

Mais, à part le nombre des accès, dont nous venons de voir
l'importance, il faut avoir soin d'observer en même temps
l'*intensité* de ces accès, leur *durée*. Les mères s'en rendent
compte quelquefois, elles aussi, qu'il y a des jours où les accès
sont moins longs. Nous avons encore présent à l'esprit le
fait suivant, qui s'est passé un matin à la visite. A la suite
du traitement approprié, notre malade allait bien, le nombre
des accès avait diminué (la courbe nous le montrait). Notre
maître, en s'adressant à la mère, lui demanda quand même
si elle n'avait pas remarqué quelque chose de changé dans les
accès. La mère n'hésita pas à répondre : « Je trouve, Monsieur,
que les accès sont beaucoup plus courts. »

Le pronostic sera assombri par l'apparition des complications telles que : coma, convulsions, liés parfois à des lésions
des centres nerveux (hémorragie méningée). Les convulsions
générales annoncent souvent une fin prochaine.

L'influence fâcheuse d'une température froide sur la marche
de la maladie n'est plus à rechercher. Le plus grand nombre
des cas de maladie s'observent, en effet, pendant la saison
froide. Les jours de mauvais temps (froid, pluie), sont plus
riches en accès. Et il est probable, en ce qui concerne notre
malade, que sa guérison se serait opérée beaucoup plus vite,
si le mois de mai était un peu plus clément ; il y avait des
jours où le thermomètre marquait $+ 12°$ C (dans la chambre
de la malade) ; ces jours-là, le nombre des accès et aussi leur
intensité augmentait sensiblement.

La courbe du poids de l'enfant, que nous rapportons ici,
nous montre enfin que, malgré la maladie frappant une aussi
jeune enfant, elle augmentait de poids progressivement.

TRAITEMENT

La forme particulière revêtue par la coqueluche donne lieu à des indications spéciales à remplir au point de vue du traitement. Le traitement général est le même et ne diffère en aucune façon de celui que l'on dirige contre la maladie dans les autres périodes de l'existence; nous en parlerons plus bas.

Du Castel a tracé, en grandes lignes, les indications auxquelles donne lieu le spasme de la glotte. Dans les cas très légers où la suspension de la respiration n'est que momentanée, il suffira de pratiquer, sur la peau, quelques frictions excitantes (serviette trempée dans du vinaigre, par exemple); les phénomènes spasmodiques disparaissent rapidement, quelquefois même sans le secours de ces petits artifices.

Mais il est des cas où ces petits moyens sont insuffisants, et il faut avoir recours alors à de plus énergiques. Quand on voit que l'apnée se prolonge trop, que l'enfant tarde à reprendre haleine, et que les phénomènes asphyxiques commencent à apparaître, la première idée qui vient à l'esprit, c'est de pratiquer la respiration artificielle. M. le professeur Baumel ne s'est pas départi un seul instant de son sang-froid en présence de sa malade. « Je me trouvais, nous disait-il, en présence de presque un cadavre ; mais ce cadavre, tout à l'heure respirait; cette enfant était vivante il n'y a pas deux minutes ! Et je n'ai pas hésité du tout : j'ai fait ce qu'on doit faire quand on se trouve en présence d'un enfant né en mort apparente. » Les tractions rythmiques de la langue n'étant pas encore connues, il essaya de porter alternativement et avec force les bras de l'enfant sur la tête, puis sur l'abdomen. N'obtenant aucun résultat, il pratiqua l'insufflation de bouche à bouche, avec flagellations fortes sur les cuisses et les fesses, pincées violentes sur la peau de l'abdomen et des membres, pendant que l'entourage pratiquait des frictions sèches sur toute la surface du corps et appliquait des linges chauds sur le tronc et les membres inférieurs.

La méthode de Laborde est un moyen beaucoup plus sûr ; c'est évidemment la meilleure méthode dans ces cas, et aujourd'hui on a toujours recours aux tractions rythmiques de la langue.

Pendant combien de temps faut-il pratiquer la respiration artificielle pour obtenir le résultat voulu ? Quelquefois au bout d'une à deux minutes on voit la respiration se rétablir. M. Chaumier a manœuvré sur sa malade une première fois pendant cinq minutes, une autre fois pendant dix minutes. La nuit de sa mort, les parents de la malade ont continué les tractions de la langue (comme il le leur avait recommandé) pendant environ dix minutes. « Peut être, dit-il à ce propos, aurait-on eu encore un succès si elles avaient été continuées en temps suffisant (1). »

D'autres fois, il faut être armé avec beaucoup de patience et surtout de sang-froid. M. le professeur Baumel a continué les manœuvres pendant une demi-heure ou même trois quarts d'heure, prêt à continuer encore pendant une heure et même plus, s'il le fallait. « J'ai cru, tout le premier, en présence de la résolution dans laquelle se trouvait ma fille, la nuit du 26 février, à la mort non seulement apparente, mais *réelle*. Toutefois, par acquit de conscience, je me mis à l'œuvre; bien m'en prit, comme je l'ai dit plus haut, non seulement la première, mais encore la seconde fois. » L'exemple de notre maître doit venir toujours à l'esprit de tous ceux qui seraient

(1) Chaumier, *Gazette méd. du Centre,* p. 168.

6

tentés d'abandonner la partie après quelques minutes de travail infructueux.

Du Castel préconise beaucoup l'emploi du « marteau de Mayor » ; il a toujours vu son application sur le thorax et l'abdomen provoquer des mouvements respiratoires, alors que la respiration artificielle était restée insuffisante. M. Chaumier n'est nullement partisan du « marteau de Mayor » : « Je crois parfaitement inutile, dit-il de martyriser un enfant à cet âge-là ! »

Rosen de Rosenstein conseillait l'introduction du doigt dans la bouche pour faire vomir, si l'accès de suffocation se produit à la suite d'un repas. Labric et Du Castel déconseillèrent ce moyen ; ils reconnaissent pourtant qu'il y aura quelque avantage à décharger l'estomac, si l'on croit reconnaître que le travail de la digestion contribue au développement des accès.

Serait-on autorisé de pratiquer au pis-aller la trachéotomie? « Mais avant d'en venir là, dit Bouniol, il faudra avoir épuisé tous les moyens plus doux préconisés par les auteurs, et, en particulier, la faradisation du diaphragme. »

Voilà, à peu près, les moyens à employer en présence d'un spasme glottique donnant lieu à des accidents asphyxiques.

Il ne nous reste, maintenant, qu'à parler du traitement général. Ce traitement, nous l'avons dit, ne diffère pas de celui que l'on dirige contre la coqueluche en général. Seulement, vu le très jeune âge du malade, le médecin doit redoubler de soin, et, d'autre part, doit être très circonspect dans l'administration des médicaments.

Nombreux sont les médicaments qui ont été proposés jusqu'à présent contre le mal ; nous nous garderons bien de les énumérer, cela nous entraînerait loin. Quelques-uns ont été très en vogue, et il paraît que les médicaments guérissent mieux quand ils sont en vogue. La plupart ont été délaissés.

Depuis longtemps, M. le professeur Baumel ne cache point sa préférence pour le sirop de tolu belladoné, qu'il emploie sous la formule suivante :

Extrait de belladone .   0 gr. 05

Sirop de tolu . . . .   100 gr.

Il fait prendre de cette potion, par jour : deux fois plus de cuillerées à café que l'enfant n'a d'années, et cela jusqu'à quatre ans au moins.

Chez le nourrisson, il abaisse la dose de la belladone et met :

0 gr. 04 d'extrait de belladone

100 gr.   de sirop

dont il administre : une à deux cuillerées à café dans les vingt-quatre heures, moitié au lever, moitié au coucher de l'enfant.

Sous l'influence de cette médication, on voit bientôt les quintes, comme les accès de spasme, diminuer peu à peu de *nombre* et d'*intensité*, double élément dont on doit tenir compte pour apprécier les effets du traitement institué.

La belladone, considérée jusqu'à présent comme *spécifique* de la coqueluche, commence à perdre du terrain ; on ne veut plus lui reconnaître aucune utilité thérapeutique : on trouve même qu'elle est plutôt nuisible qu'utile et on veut la bannir de la thérapeutique infantile. Tout cela, à tort il nous semble ; car notre maître, au contraire, s'en est très bien trouvé dans les nombreux cas de coqueluche qu'il a eu à soigner. Administrée comme nous l'avons indiqué plus haut et avec les précautions qu'elle exige, son emploi n'est nullement dangereux et ses effets bienfaisants ne tardent pas à se montrer.

C'est ici que nous devons parler d'un nouveau traitement préconisé par Guglielmi. C'est le hasard qui a aidé cet auteur, plutôt que tout autre chose. Ayant remarqué l'action bien-

faisante que produisaient sur un coquelucheux les vapeurs
d'acide phénique, vapeurs qui ne lui étaient pas destinées en
somme, mais qui arrivaient jusqu'à lui accidentellement,
Guglielmi essaya ces vapeurs sur d'autres coquelucheux,
cette fois avec intention thérapeutique. Tous les malades
auxquels il avait pulvérisé des vapeurs phéniquées accusè-
rent un mieux sensible. Voilà comment fut découvert l'acide
phénique comme agent thérapeutique dans la coqueluche. Du
reste, le simple raisonnement donnerait complètement droit
à cet auteur. Partant de ce principe, que la coqueluche est
une maladie infectieuse, les médicaments dirigés contre l'agent
infectieux, les microbicides, dont fait partie l'acide phénique,
réussiraient admirablement. La solution employée est de
25 pour 100. Comment faut-il faire ces pulvérisations, la description de l'appareil, etc., toutes ces choses, l'auteur les a
bien décrites dans sa thèse de 1897. Ici, nous ne faisons que
signaler cette méthode, qui nous a réussi d'ailleurs chez notre
malade. Nous ne pouvons pas nous prononcer sur l'efficacité
de cette méthode, n'ayant pas eu l'occasion de l'appliquer sur
d'autres malades. L'auteur lui-même s'en félicite beaucoup,
et n'accuse que des guérisons.

Voilà tout ce qui a trait au point de vue de la médication
proprement dite.

Mais l'hygiène, comme partout d'ailleurs, doit tenir une
large place dans le traitement. Ce sont d'abord les règles
de l'alimentation qui doivent être rigoureusement observées.
« Je suis et demeure convaincu, dit M. le professeur Baumel,
que bien des maladies aiguës (pyrexies, fièvres éruptives, accidents de dentition) qui se terminent si souvent par l'éclampsie
ou la méningite, guériraient ordinairement, si des *règles alimentaires* et de *boisson* appropriées à chaque cas particulier
étaient non seulement formulées par le médecin, mais appli-
quées et rigoureusement suivies par l'entourage. » — Le

régime (l'allaitement dans l'espèce) devra être surveillé avec
la plus grande attention et réglé rigoureusement (toutes les
trois heures). On est sûr, de cette façon, d'éviter toute cause
de trouble gastro-intestinal, susceptible à son tour de produire
des convulsions et, par suite, d'aggraver ou même de provoquer les accès de spasme de la glotte.

C'est ici que nous devons dire deux mots de l'influence
fâcheuse qu'ont certains médicaments qui passent chez l'enfant
par le lait de la nourrice ou la mère. La mère de notre malade
étant spécifique fut soumise au traitement mixte ; tant qu'elle
continua la médication, l'enfant accusait des troubles gastro-
intestinaux ; à un moment donné, il donnait même de vives
inquiétudes ; on cessa le traitement à la mère, et l'état général chez l'enfant devenait bon : aucun trouble gastro-intestinal
— l'enfant faisait jaune.

Quand l'enfant *ne peut teter* ni le sein, ni la fiole (par la
section du frein de la langue-sevrage), on règle l'alimentation
à la cuiller. Cependant, ce genre d'alimentation n'est pas sans
présenter quelques inconvénients ; la surveillance qu'elle exige
doit être encore plus grande que dans l'allaitement maternel
ou artificiel. En effet, le liquide ingéré est tantôt *trop froid*,
tantôt *trop chaud*. On saisit d'ici facilement les dangers multiples et sérieux pour la muqueuse buccale tout d'abord (production *d'aphtes* dans le cas de M. le professeur Baumel),
pour l'intégrité fonctionnelle de l'estomac et de l'intestin ensuite
(vomissements, diarrhée).

En conservant les règles alimentaires et de boisson, on est
sûr d'éviter au petit malade des troubles gastro-intestinaux.
En évitant, autant que possible, toute cause de refroidissement,
le petit malade sera préservé des complications pulmonaires
(bronchite généralisée, br. capillaire, br.-pneumonie, etc.,
etc.). Tenir le malade dans une chambre bien aérée, à une
température constante, éviter les courants d'air, voilà en peu
de mots ce qu'on doit faire.

Le changement de climat, si favorable, est presque néces-
saire au déclin de la maladie ; on se gardera de l'effectuer
trop tôt dans les cas de coqueluche avec spasme de la glotte,
toujours à cause des complications pulmonaires possibles.
Ce changement de climat ne doit être fait qu'à la dernière
période de la maladie.

Ici aussi on doit prendre certaines précautions. Pour que
l'effet favorable du changement de climat soit obtenu, il ne
faut jamais perdre de vue cette condition expresse : « que le
second climat soit plus doux, plus tempéré et moins excitant
que le premier. » (Baumel).

Nous avons indiqué le traitement à suivre *grosso modo*.
Il va sans dire que la coqueluche peut présenter dans son
cours d'autres complications, qui donnent lieu à des indications spéciales à remplir. Le traitement complet, avec tous
les détails qu'il comporte, est fait dans les traités spéciaux
ou dans les monographies.

OBSERVATION

Amargier Raymonde, vingt-six jours, entre à la clinique des maladies des enfants (crèche, lit n° 2), le 26 mars 1902.

Antécédents personnels : Née à sept mois et demi de gestation. Nourrie au sein. Nœvus artériel sur la joue gauche.

Antécédents héréditaires maternels : Angine à seize ans. Syphilis contractée depuis deux ans. Accidents actuels : pseudo-psoriasis syphilitique aux jambes. Fille-mère. Le père bien portant.

Histoire de la maladie actuelle :

Jusqu'au 27 avril, tétées irrégulières. A partir de cette date, l'enfant, qui jusque-là avait fait toujours jaune, se mit à faire vert ; a des coliques, des vomissements, immédiatement après la tétée, ou dix minutes, un quart d'heure après la tétée. Un peu de muguet. Prescriptions : tétées toutes les deux heures.

Collutoire :

Borate de soude } ââ 10 grammes.
Miel rosat }

Potion du muguet :

Eau de chaux et eau de laitue : ââ 60 grammes ;
Sp. simple,   30 grammes.
T. de musc   IV gouttes.

Le 28 avril. — Selles vertes ; vomissements tantôt immédiatement après les tétées, tantôt dix minutes après. La mère dit donner très régulièrement le sein à son enfant. Même traitement.

Le 29. — Même état. Examen de la nourrice : lait abondant. Prescriptions : tétées toutes les deux heures et demie ;

potion du muguet ; collutoire du muguet. Supprimer le sirop de Gibert pour la mère.

Le 1er mai. — Selles toujours vertes ; coliques, vomissements. La mère doit donner le sein aux heures voulues seulement. On règle la durée des tétées. Mêmes prescriptions.

Le 3. — Selles vertes ; vomissements ; l'enfant tousse un peu. Prescriptions :

Loch blanc . . . .   120 gr.

Benzoïte de soude .   0. 80.

Collodion à appliquer sur la tumeur érectile de la pommette gauche.

Le 6 mai. — La mère se plaint que son bébé a des accès de toux, qui le font devenir rouge. De la salive, des glaires semblaient vouloir l'étouffer. Les vomissements diminuent ; selles vertes. Prescriptions :

Sirop de tolu . . . . .   10 gr.

Extrait de belladone · .   0.004

Poudre de lycopode pour l'érithème des fesses.

Le 7 mai. — La mère, accompagnée de son bébé, passe dans le service de M. le professeur agrégé Brousse.

Le 10 mai. — Vient nous montrer son bébé au moment de la visite du matin. Nous dit que son enfant tousse toujours.

Auscultation négative. — Sirop de tolu belladoné : une demi-cuillerée à café toutes les six heures. On lui promet de le recevoir dès qu'il y aura de la place à la crèche.

Le 13. — Rentre à la crèche avec son enfant, retour du service de dermatologie. Dix à douze quintes par jour. Selles toujours vertes ; quelques vomissements.

Le 14. — Auscultation négative. Au cours de l'examen de l'enfant, il a une quinte, donne cinq à six coups de gosier séparés entre eux par un petit laps de temps. L'enfant devient rouge ; puis surviennent un à deux hoquets (spasme glottique). De la cyanose succède à la rougeur ; les yeux s'injectent de sang, la face devient violette, le nœvus prend une couleur bleu-noiràtre. La respiration se rétablit et la quinte est finie. L'enfant à présent est reposé.

Diagnostic : Coqueluche anormale du nourrisson.

Prescriptions : Sirop de tolu belladoné ; collutoire ; potion du muguet.

Le 15. — Même état. Le nombre de quintes est stationnaire. Prescriptions : pulvérisations à l'eau phéniquée à vingt-cinq millièmes, 20 grammes matin et soir.

Le 20. — Quinte de toux très longue, très pénible, qui donna des crachats ; vomit (l'enfant venait de téter).

Remarque : Pour le poids de l'enfant, voyez la courbe.

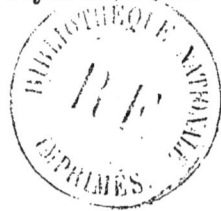

CONCLUSIONS

Nous croyons devoir résumer en quelques lignes ce que nous venons de dire au sujet de notre thèse :

1° Chez le nourrisson, c'est-à-dire chez l'enfant au-dessous d'un an, la coqueluche revêt une forme particulière, *anormale.*

2° Cette forme anormale consiste dans l'absence des quintes classiques qu'on rencontre habituellement chez l'enfant âgé de plus d'un an.

3° Au lieu et à la place des quintes, on rencontre une *apnée passagère*, véritable spasme de la glotte, avec cyanose des téguments et qui, d'ordinaire, se termine par une inspiration *sans reprise.*

4° Quand cet ensemble remplace des quintes bien caractérisées, on ne saurait avoir des doutes sur son origine coquelucheuse.

5° La raison pathogénique de ce fait est d'ordre physiologique pour ainsi dire, et réside dans l'*inocclusion très fréquente du trou de Botal.*

6° Le pronostic, sans être très grave, peut devenir quelquefois sérieux, par suite de la suspension trop prolongée de l'apnée, et qui peut amener la mort.

7° Le traitement comprend : traitement général de la coqueluche (sirop de tolu belladoné, pulvérisations d'acide phénique, etc.); intervention rapide (marteau de Mayor, respiration artificielle) dans le cas où le petit malade est menacé d'asphyxie, par suite d'une apnée prolongée.

Amargier Raymonde.   Courbe du Poids

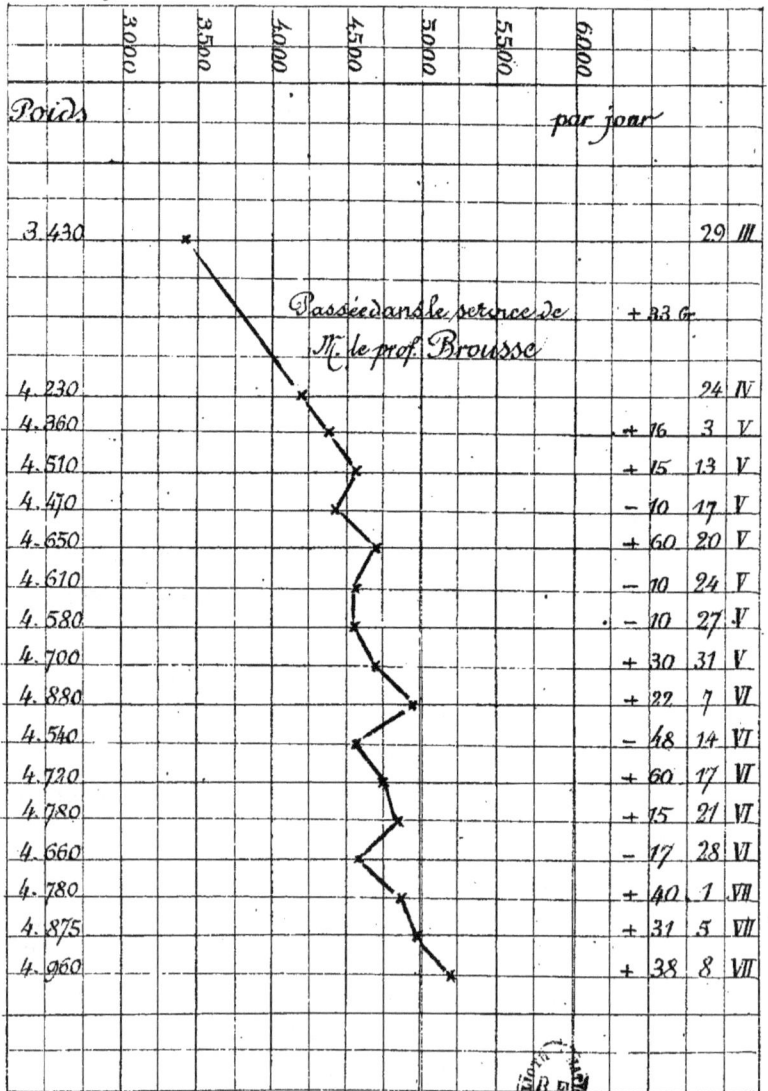

	3.000	3.500	4.000	4.500	5.000	5.500	6.000			
Poids								**par jour**		

Poids			par jour		
3.430				29	III
	Passée dans le service de			+ 33 G	
	M. le prof. Brousse				
4.230					24	IV
4.360				+ 16	3	V
4.510				+ 15	13	V
4.470				− 40	17	V
4.650				+ 60	20	V
4.610				− 40	24	V
4.580				− 40	27	V
4.700				+ 30	31	V
4.880				+ 22	7	VI
4.540				− 48	14	VI
4.720				+ 60	17	VI
4.780				+ 15	21	VI
4.660				− 17	28	VI
4.780				+ 40	1	VII
4.875				+ 31	5	VII
4.960				+ 38	8	VII

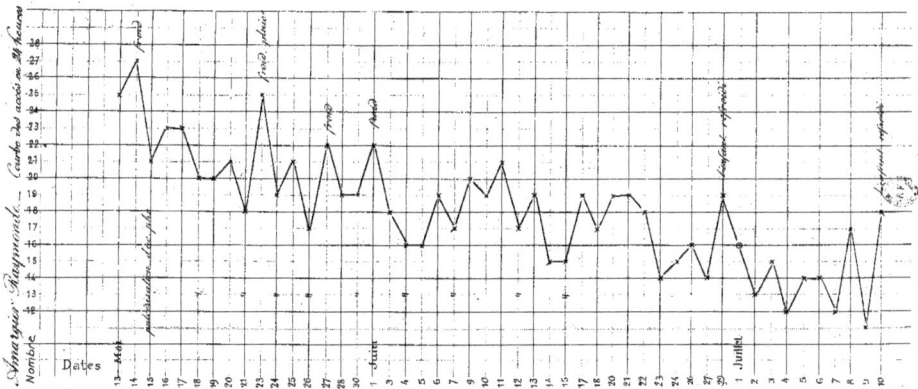

INDEX BIBLIOGRAPHIQUE

BAUMEL (L.). — Coqueluche grave chez une enfant d'un an. In « Revue mensuelle des maladies de l'enfance », Paris, 1890-1891.

— La coqueluche anormale du nourrisson. In « Nouveau Montpellier médical), Montpellier, 1895.

BOUNIOL (Jos). — Le spasme de la glotte dans la coqueluche (Thèse de Paris, 1894).

CHAUMIER (docteur Ed.). — Spasme de la glotte et mort subite pendant la coqueluche. In Gazette médicale du Centre. Tours, novembre, 1877.

D'ESPINE et PICOT. — Manuel pratique des maladies de l'enfance, Paris, 1889.

DIEULAFOY. — Manuel de pathologie int., Paris, 1898.

DU CASTEL. — De la mort par accès de suffocation dans la coqueluche, (Thèse de Paris, 1872).

GUGLIELMI (N.). — Trait. de la coqueluche par les pulvérisations d'ac. phénique au 25 pour 100 (Thèse de Montpellier, 1897.)

HÉRARD (N.). — Du spasme de la glotte (Thèse de Paris, 1847.)

LE GENDRE (COMBY, etc.). — Traité des maladies de l'enfance (Paris, 1897, IV).

PARROT. — L'athrepsie (Paris, 1877.

ROGER (N.). — Recherches cliniques sur les maladies de l'enfance, (Paris, 1883, t. II).

RONDOT. — La coqueluche et ses formes cliniques (In Gaz. hebd. des sciences méd. de Bordeaux, Bordeaux, février 1899).

TROUSSEAU. — Clinique médicale de l'Hôtel-Dieu de Paris (Paris, neuvième édition, 1898).

WEST (Ch.). — Leçons sur les maladies des enfants (traduct. de la sixième édit. angl. par le docteur Archambault, Paris, 1875).

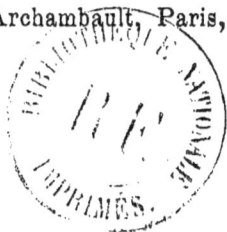

www.ingramcontent.com/pod-product-compliance
Lightning Source LLC
Chambersburg PA
CBHW050541210326
41520CB00012B/2664